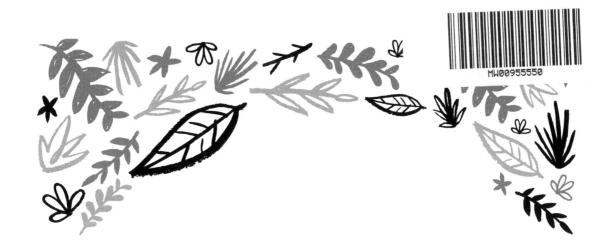

THIS JOURNAL BELONGS TO

_____

_____

_____

_____

DATE _____

CHEMO DRUG _____

DAY# _____ AFTER CHEMO # _____

TODAY I FEEL

_____
_____
_____
_____

EXERCISE
☐
☐
☐

FOOD & DRINK
☐
☐
☐

SLEEP
☐
☐
☐

GRATITUDE

NOTES

_____
_____
_____
_____
_____
_____
_____
_____
_____
_____
_____

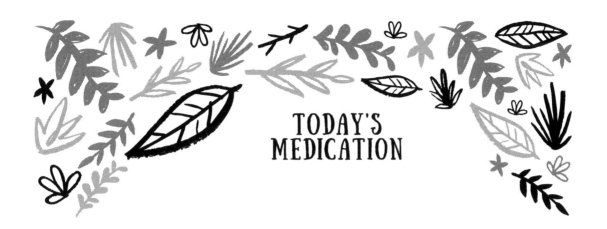

TODAY'S MEDICATION

TIME	MEDICATION	DOSAGE	REACTIONS

DATE _____

CHEMO DRUG _____

DAY# _____ AFTER CHEMO # _____

TODAY I FEEL

_____
_____
_____
_____

EXERCISE
☐
☐
☐

FOOD & DRINK
☐
☐
☐

SLEEP
☐
☐
☐

GRATITUDE

⬤ ⬤ ⬤ ⬤ ⬤ ⬤

NOTES

_____
_____
_____
_____
_____
_____
_____
_____
_____
_____
_____

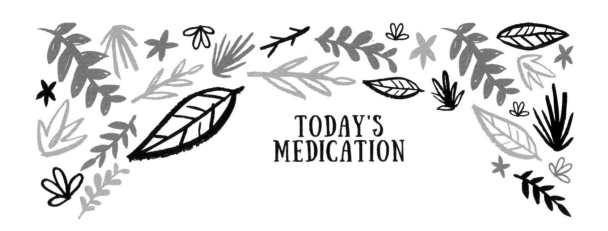

TODAY'S MEDICATION

TIME	MEDICATION	DOSAGE	REACTIONS

DATE _____

CHEMO DRUG _____

DAY# _____ AFTER CHEMO # _____

TODAY I FEEL

_____
_____
_____
_____

EXERCISE   **FOOD & DRINK**   **SLEEP**

☐   ☐   ☐

☐   ☐   ☐

☐   ☐   ☐

GRATITUDE

NOTES

_____
_____
_____
_____
_____
_____
_____
_____
_____
_____
_____

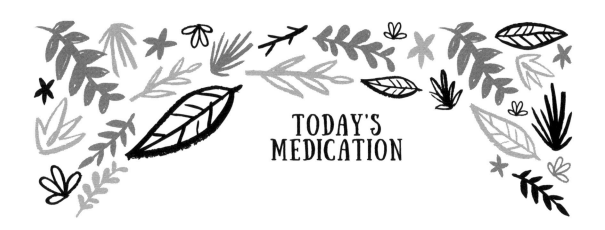

TODAY'S MEDICATION

TIME	MEDICATION	DOSAGE	REACTIONS

DATE _____

CHEMO DRUG _____

DAY# _____ AFTER CHEMO # _____

TODAY I FEEL

_____

_____

_____

_____

EXERCISE

☐
☐
☐

FOOD & DRINK

☐
☐
☐

SLEEP

☐
☐
☐

GRATITUDE

NOTES

_____

_____

_____

_____

_____

_____

_____

_____

_____

_____

_____

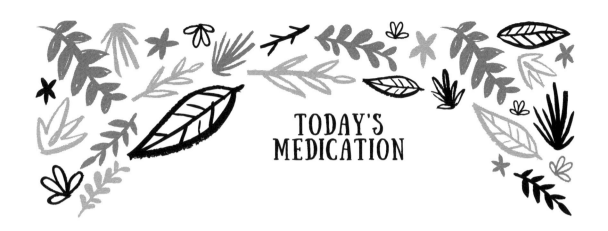

TODAY'S MEDICATION

TIME	MEDICATION	DOSAGE	REACTIONS

DATE _____

CHEMO DRUG _____

DAY# _____ AFTER CHEMO # _____

TODAY I FEEL

_____
_____
_____
_____

EXERCISE   **FOOD & DRINK**   **SLEEP**

☐ ☐ ☐

☐ ☐ ☐

☐ ☐ ☐

GRATITUDE

NOTES

_____
_____
_____
_____
_____
_____
_____
_____
_____
_____
_____

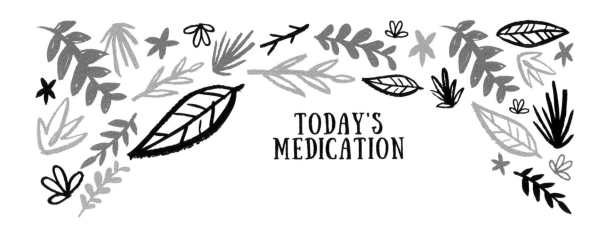

TODAY'S MEDICATION

TIME	MEDICATION	DOSAGE	REACTIONS

DATE _____

CHEMO DRUG _____

DAY# _____ AFTER CHEMO # _____

TODAY I FEEL

_____
_____
_____
_____

EXERCISE   **FOOD & DRINK**   **SLEEP**

☐   ☐   ☐

☐   ☐   ☐

☐   ☐   ☐

GRATITUDE

NOTES

_____
_____
_____
_____
_____
_____
_____
_____
_____
_____

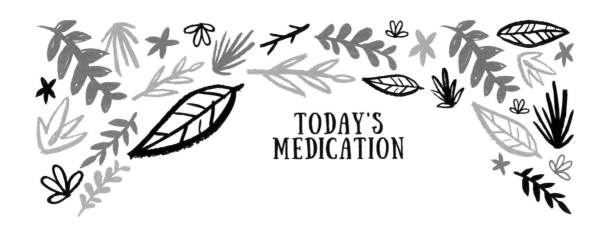

TODAY'S MEDICATION

TIME	MEDICATION	DOSAGE	REACTIONS

DATE _____

CHEMO DRUG _____

DAY# _____ AFTER CHEMO # _____

TODAY I FEEL

_____
_____
_____
_____

EXERCISE   **FOOD & DRINK**   **SLEEP**

☐   ☐   ☐

☐   ☐   ☐

☐   ☐   ☐

GRATITUDE

NOTES

_____
_____
_____
_____
_____
_____
_____
_____
_____
_____
_____

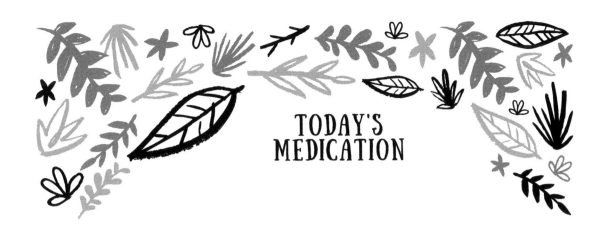

TODAY'S MEDICATION

TIME	MEDICATION	DOSAGE	REACTIONS

DATE _____

CHEMO DRUG _____

DAY# _____ AFTER CHEMO # _____

TODAY I FEEL

_____

_____

_____

_____

EXERCISE   **FOOD & DRINK**   **SLEEP**

☐   ☐   ☐

☐   ☐   ☐

☐   ☐   ☐

GRATITUDE

NOTES

_____

_____

_____

_____

_____

_____

_____

_____

_____

_____

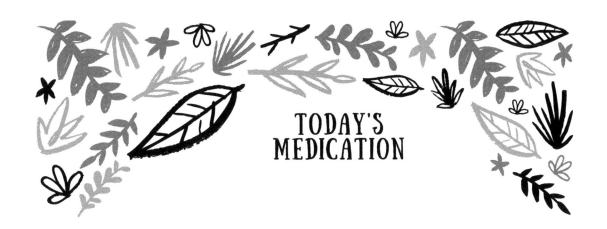

TODAY'S MEDICATION

TIME	MEDICATION	DOSAGE	REACTIONS

DATE _____

CHEMO DRUG _____

DAY# _____ AFTER CHEMO # _____

TODAY I FEEL

_____
_____
_____
_____

EXERCISE   **FOOD & DRINK**   **SLEEP**

☐   ☐   ☐

☐   ☐   ☐

☐   ☐   ☐

GRATITUDE

NOTES

_____
_____
_____
_____
_____
_____
_____
_____
_____
_____
_____

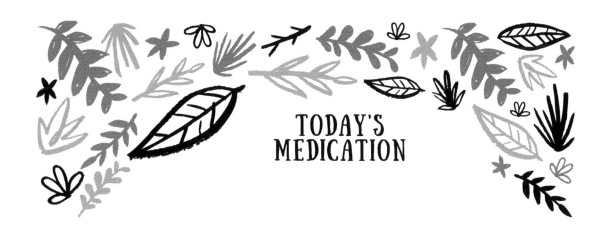

TODAY'S MEDICATION

TIME	MEDICATION	DOSAGE	REACTIONS

DATE _____

CHEMO DRUG _____

DAY# _____ AFTER CHEMO # _____

TODAY I FEEL

_____
_____
_____
_____

EXERCISE   **FOOD & DRINK**   **SLEEP**

☐   ☐   ☐

☐   ☐   ☐

☐   ☐   ☐

GRATITUDE

NOTES

_____
_____
_____
_____
_____
_____
_____
_____
_____
_____

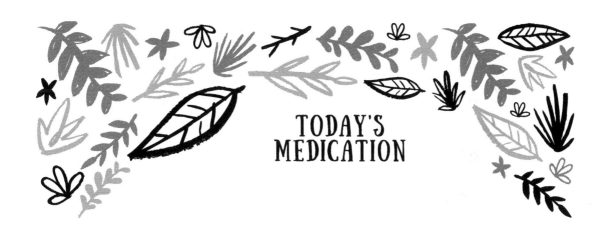

TODAY'S MEDICATION

TIME	MEDICATION	DOSAGE	REACTIONS

DATE _____

CHEMO DRUG _____

DAY# _____ AFTER CHEMO # _____

TODAY I FEEL

_____

_____

_____

_____

EXERCISE

☐
☐
☐

FOOD & DRINK

☐
☐
☐

SLEEP

☐
☐
☐

GRATITUDE

NOTES

_____

_____

_____

_____

_____

_____

_____

_____

_____

_____

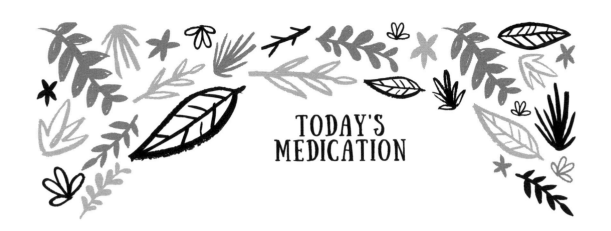

TODAY'S MEDICATION

TIME	MEDICATION	DOSAGE	REACTIONS

DATE _____

CHEMO DRUG _____

DAY# _____ AFTER CHEMO # _____

TODAY I FEEL

_____
_____
_____
_____

EXERCISE
☐
☐
☐

FOOD & DRINK
☐
☐
☐

SLEEP
☐
☐
☐

GRATITUDE

NOTES

_____
_____
_____
_____
_____
_____
_____
_____
_____
_____

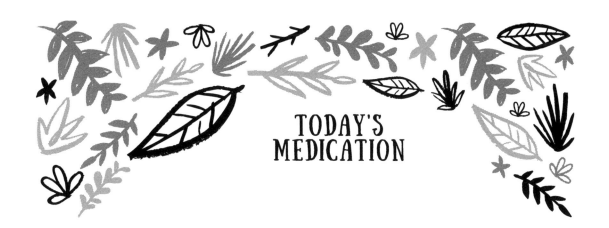

TODAY'S MEDICATION

TIME	MEDICATION	DOSAGE	REACTIONS

DATE _____

CHEMO DRUG _____

DAY# _____ AFTER CHEMO # _____

TODAY I FEEL

_____
_____
_____
_____

EXERCISE **FOOD & DRINK** **SLEEP**

☐ ☐ ☐

☐ ☐ ☐

☐ ☐ ☐

GRATITUDE ## NOTES

_____
_____
_____
_____
_____
_____
_____
_____
_____
_____

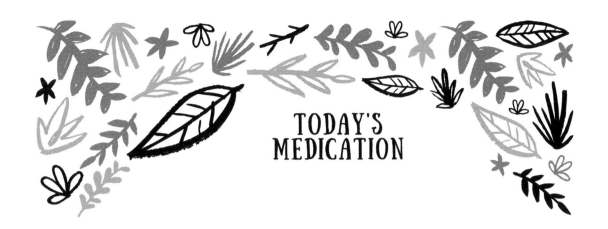

TODAY'S MEDICATION

TIME	MEDICATION	DOSAGE	REACTIONS

DATE _____

CHEMO DRUG _____

DAY# _____ AFTER CHEMO # _____

TODAY I FEEL

_____

_____

_____

_____

EXERCISE   **FOOD & DRINK**   **SLEEP**

☐   ☐   ☐

☐   ☐   ☐

☐   ☐   ☐

GRATITUDE

NOTES

_____

_____

_____

_____

_____

_____

_____

_____

_____

_____

_____

_____

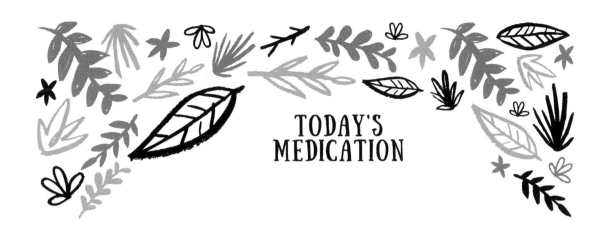

TODAY'S MEDICATION

TIME	MEDICATION	DOSAGE	REACTIONS

DATE _____

CHEMO DRUG _____

DAY# _____ AFTER CHEMO # _____

TODAY I FEEL

_____
_____
_____
_____

EXERCISE

☐
☐
☐

FOOD & DRINK

☐
☐
☐

SLEEP

☐
☐
☐

GRATITUDE

NOTES

_____
_____
_____
_____
_____
_____
_____
_____
_____
_____

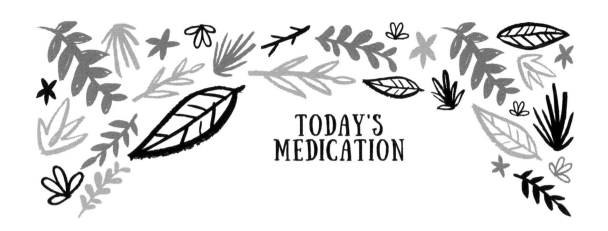

TODAY'S MEDICATION

TIME	MEDICATION	DOSAGE	REACTIONS

DATE _____

CHEMO DRUG _____

DAY# _____ AFTER CHEMO # _____

TODAY I FEEL

_____
_____
_____
_____

EXERCISE   **FOOD & DRINK**   **SLEEP**

☐   ☐   ☐
☐   ☐   ☐
☐   ☐   ☐

GRATITUDE

NOTES

_____
_____
_____
_____
_____
_____
_____
_____
_____
_____
_____

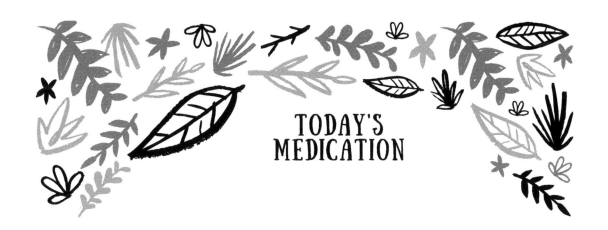

TODAY'S MEDICATION

TIME	MEDICATION	DOSAGE	REACTIONS

DATE _____

CHEMO DRUG _____

DAY# _____ AFTER CHEMO # _____

TODAY I FEEL

_____

_____

_____

_____

EXERCISE   **FOOD & DRINK**   **SLEEP**

☐   ☐   ☐

☐   ☐   ☐

☐   ☐   ☐

GRATITUDE

NOTES

_____

_____

_____

_____

_____

_____

_____

_____

_____

_____

_____

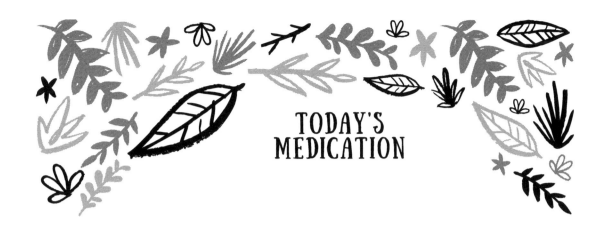

TODAY'S MEDICATION

TIME	MEDICATION	DOSAGE	REACTIONS

DATE _____

CHEMO DRUG _____

DAY# _____ AFTER CHEMO # _____

TODAY I FEEL

_____

_____

_____

_____

EXERCISE
☐
☐
☐

FOOD & DRINK
☐
☐
☐

SLEEP
☐
☐
☐

GRATITUDE

NOTES

_____

_____

_____

_____

_____

_____

_____

_____

_____

_____

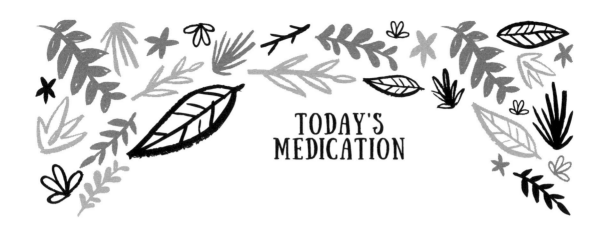

TODAY'S MEDICATION

TIME	MEDICATION	DOSAGE	REACTIONS

DATE _____

CHEMO DRUG _____

DAY# _____ AFTER CHEMO # _____

TODAY I FEEL

_____
_____
_____
_____

EXERCISE   **FOOD & DRINK**   **SLEEP**

☐   ☐   ☐

☐   ☐   ☐

☐   ☐   ☐

GRATITUDE

NOTES

_____
_____
_____
_____
_____
_____
_____
_____
_____
_____
_____

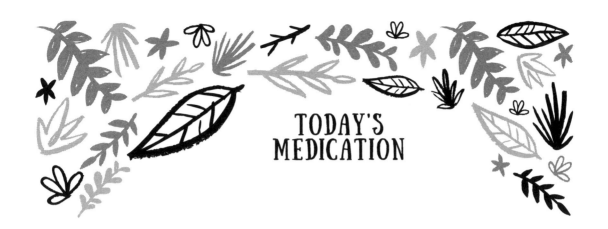

TODAY'S MEDICATION

TIME	MEDICATION	DOSAGE	REACTIONS

DATE _____

CHEMO DRUG _____

DAY# _____ AFTER CHEMO # _____

TODAY I FEEL

_____
_____
_____
_____

EXERCISE　　　**FOOD & DRINK**　　　**SLEEP**

☐　　　　　　☐　　　　　　☐

☐　　　　　　☐　　　　　　☐

☐　　　　　　☐　　　　　　☐

GRATITUDE

NOTES

_____
_____
_____
_____
_____
_____
_____
_____
_____
_____
_____

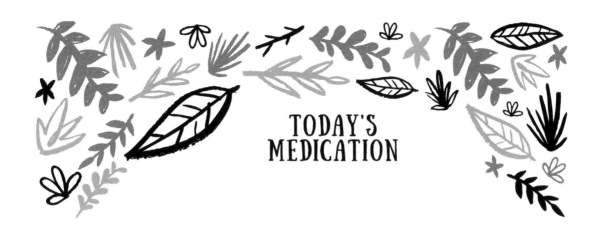

TODAY'S MEDICATION

TIME	MEDICATION	DOSAGE	REACTIONS

DATE _____

CHEMO DRUG _____

DAY# _____ AFTER CHEMO # _____

TODAY I FEEL

_____
_____
_____

EXERCISE **FOOD & DRINK** **SLEEP**

☐ ☐ ☐
☐ ☐ ☐
☐ ☐ ☐

GRATITUDE

NOTES

_____
_____
_____
_____
_____
_____
_____
_____
_____
_____

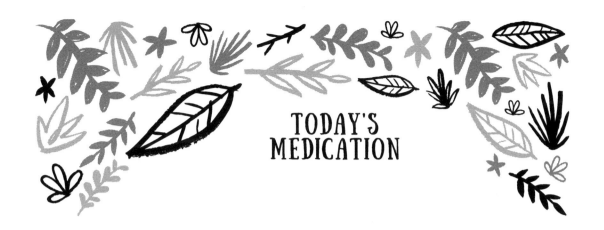

TODAY'S MEDICATION

TIME	MEDICATION	DOSAGE	REACTIONS

DATE _____

CHEMO DRUG _____

DAY# _____ AFTER CHEMO # _____

TODAY I FEEL

_____
_____
_____
_____

EXERCISE   **FOOD & DRINK**   **SLEEP**

☐   ☐   ☐

☐   ☐   ☐

☐   ☐   ☐

GRATITUDE

NOTES

_____
_____
_____
_____
_____
_____
_____
_____
_____
_____

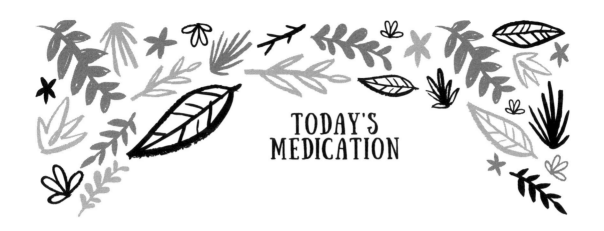

TODAY'S MEDICATION

TIME	MEDICATION	DOSAGE	REACTIONS

DATE _____

CHEMO DRUG _____

DAY# _____ AFTER CHEMO # _____

TODAY I FEEL

_____
_____
_____
_____

EXERCISE

☐
☐
☐

FOOD & DRINK

☐
☐
☐

SLEEP

☐
☐
☐

GRATITUDE

NOTES

_____
_____
_____
_____
_____
_____
_____
_____
_____
_____
_____
_____

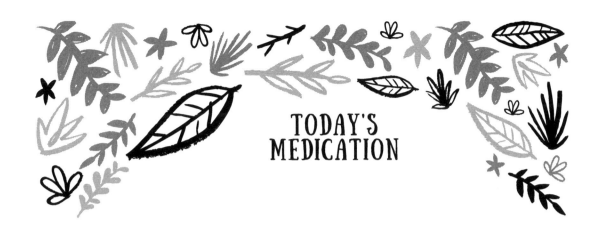

TODAY'S MEDICATION

TIME	MEDICATION	DOSAGE	REACTIONS

DATE _____
CHEMO DRUG _____
DAY# _____ AFTER CHEMO # _____

TODAY I FEEL

_____
_____
_____
_____

EXERCISE   **FOOD & DRINK**   **SLEEP**

☐   ☐   ☐
☐   ☐   ☐
☐   ☐   ☐

GRATITUDE

NOTES

_____
_____
_____
_____
_____
_____
_____
_____
_____
_____
_____

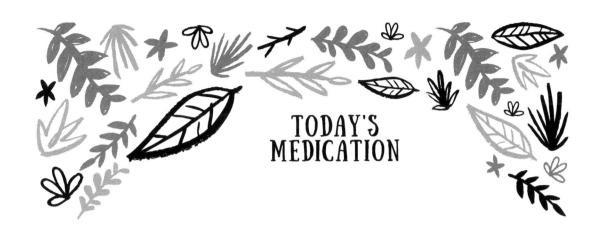

TODAY'S MEDICATION

TIME	MEDICATION	DOSAGE	REACTIONS

DATE _____

CHEMO DRUG _____

DAY# _____ AFTER CHEMO # _____

TODAY I FEEL

_____

_____

_____

EXERCISE   **FOOD & DRINK**   **SLEEP**

☐   ☐   ☐

☐   ☐   ☐

☐   ☐   ☐

GRATITUDE

NOTES

_____

_____

_____

_____

_____

_____

_____

_____

_____

_____

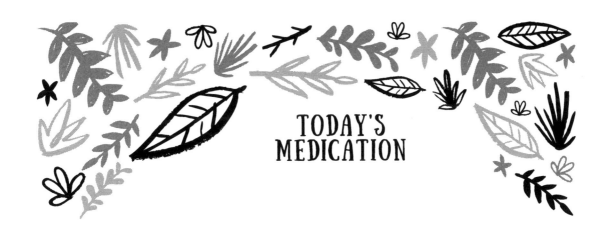

TODAY'S MEDICATION

TIME	MEDICATION	DOSAGE	REACTIONS

DATE _____

CHEMO DRUG _____

DAY# _____ AFTER CHEMO # _____

TODAY I FEEL

_____
_____
_____
_____

EXERCISE
☐
☐
☐

FOOD & DRINK
☐
☐
☐

SLEEP
☐
☐
☐

GRATITUDE

NOTES

_____
_____
_____
_____
_____
_____
_____
_____
_____
_____
_____

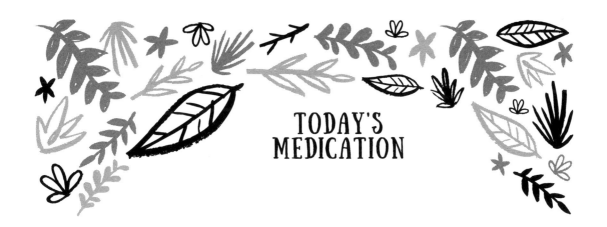

TODAY'S MEDICATION

TIME	MEDICATION	DOSAGE	REACTIONS

DATE _____

CHEMO DRUG _____

DAY# _____ AFTER CHEMO # _____

TODAY I FEEL

_____
_____
_____
_____

EXERCISE
☐
☐
☐

FOOD & DRINK
☐
☐
☐

SLEEP
☐
☐
☐

GRATITUDE

NOTES

_____
_____
_____
_____
_____
_____
_____
_____
_____
_____
_____

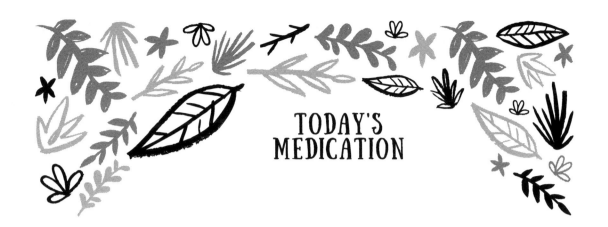

TODAY'S MEDICATION

TIME	MEDICATION	DOSAGE	REACTIONS

DATE _____

CHEMO DRUG _____

DAY# _____ AFTER CHEMO # _____

TODAY I FEEL

_____
_____
_____
_____

EXERCISE **FOOD & DRINK** **SLEEP**

☐ ☐ ☐

☐ ☐ ☐

☐ ☐ ☐

GRATITUDE

NOTES

_____
_____
_____
_____
_____
_____
_____
_____
_____
_____

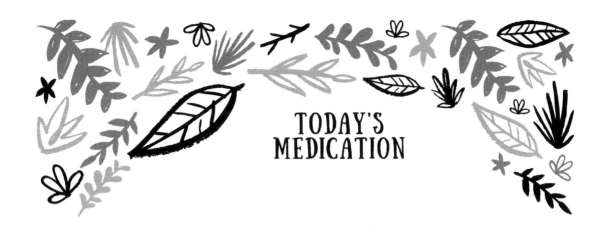

TODAY'S MEDICATION

TIME	MEDICATION	DOSAGE	REACTIONS

DATE _____

CHEMO DRUG _____

DAY# _____ AFTER CHEMO # _____

TODAY I FEEL

_____
_____
_____
_____

EXERCISE   **FOOD & DRINK**   **SLEEP**

☐   ☐   ☐

☐   ☐   ☐

☐   ☐   ☐

GRATITUDE   **NOTES**

_____
_____
_____
_____
_____
_____
_____
_____
_____
_____

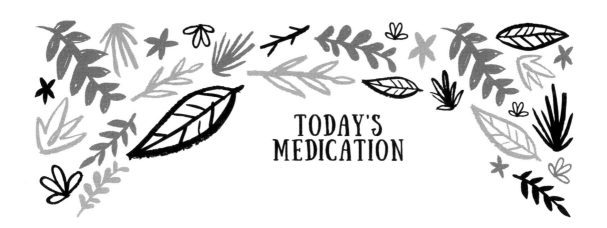

TODAY'S MEDICATION

TIME	MEDICATION	DOSAGE	REACTIONS

DATE _____

CHEMO DRUG _____

DAY# _____ AFTER CHEMO # _____

TODAY I FEEL

_____
_____
_____
_____

EXERCISE **FOOD & DRINK** **SLEEP**

☐ ☐ ☐
☐ ☐ ☐
☐ ☐ ☐

GRATITUDE

NOTES

_____
_____
_____
_____
_____
_____
_____
_____
_____
_____

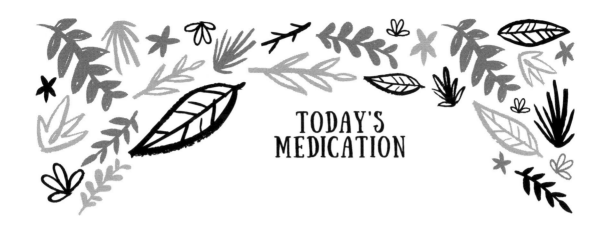

TODAY'S MEDICATION

TIME	MEDICATION	DOSAGE	REACTIONS

DATE _____

CHEMO DRUG _____

DAY# _____ AFTER CHEMO # _____

TODAY I FEEL

_____
_____
_____
_____

EXERCISE   **FOOD & DRINK**   **SLEEP**

☐   ☐   ☐

☐   ☐   ☐

☐   ☐   ☐

GRATITUDE   **NOTES**

_____
_____
_____
_____
_____
_____
_____
_____
_____
_____

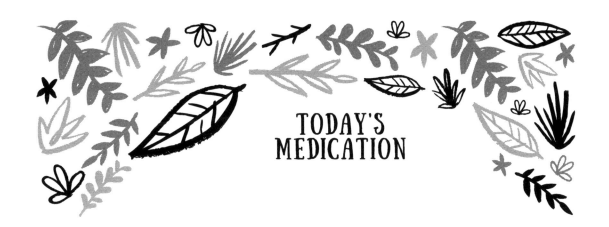

TODAY'S MEDICATION

TIME	MEDICATION	DOSAGE	REACTIONS

DATE _____

CHEMO DRUG _____

DAY# _____ AFTER CHEMO # _____

TODAY I FEEL

_____
_____
_____
_____

EXERCISE   **FOOD & DRINK**   **SLEEP**

☐   ☐   ☐

☐   ☐   ☐

☐   ☐   ☐

GRATITUDE

NOTES

_____
_____
_____
_____
_____
_____
_____
_____
_____
_____

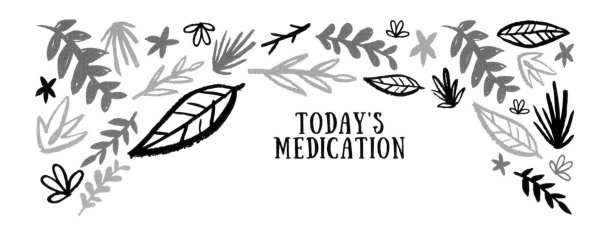

TODAY'S MEDICATION

TIME	MEDICATION	DOSAGE	REACTIONS

DATE _____

CHEMO DRUG _____

DAY# _____ AFTER CHEMO # _____

TODAY I FEEL

_____
_____
_____
_____

EXERCISE   **FOOD & DRINK**   **SLEEP**

☐   ☐   ☐

☐   ☐   ☐

☐   ☐   ☐

GRATITUDE   ## NOTES

_____
_____
_____
_____
_____
_____
_____
_____
_____
_____

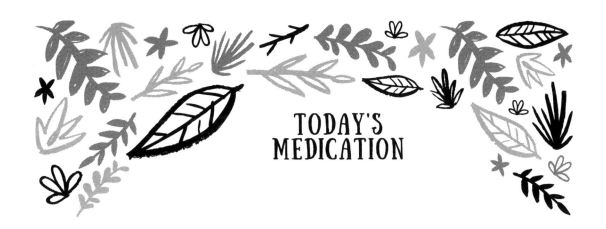

TODAY'S MEDICATION

TIME	MEDICATION	DOSAGE	REACTIONS

DATE _____

CHEMO DRUG _____

DAY# _____ AFTER CHEMO # _____

TODAY I FEEL

_____
_____
_____
_____

EXERCISE   **FOOD & DRINK**   **SLEEP**

☐ ☐ ☐   ☐ ☐ ☐   ☐ ☐ ☐

GRATITUDE

NOTES

_____
_____
_____
_____
_____
_____
_____
_____
_____
_____
_____

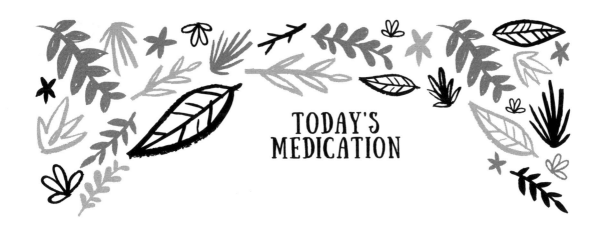

TODAY'S MEDICATION

TIME	MEDICATION	DOSAGE	REACTIONS

DATE _____

CHEMO DRUG _____

DAY# _____ AFTER CHEMO # _____

TODAY I FEEL

_____

_____

_____

_____

EXERCISE
☐
☐
☐

FOOD & DRINK
☐
☐
☐

SLEEP
☐
☐
☐

GRATITUDE

NOTES

_____

_____

_____

_____

_____

_____

_____

_____

_____

_____

_____

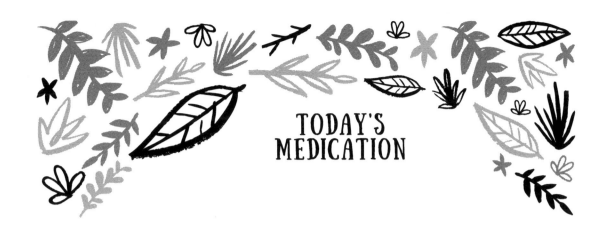

TODAY'S MEDICATION

TIME	MEDICATION	DOSAGE	REACTIONS

DATE _____

CHEMO DRUG _____

DAY# _____ AFTER CHEMO # _____

TODAY I FEEL

_____
_____
_____
_____

EXERCISE   **FOOD & DRINK**   **SLEEP**

☐   ☐   ☐

☐   ☐   ☐

☐   ☐   ☐

GRATITUDE   ## NOTES

_____
_____
_____
_____
_____
_____
_____
_____
_____
_____

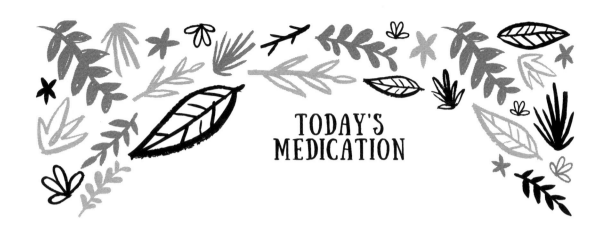

TODAY'S MEDICATION

TIME	MEDICATION	DOSAGE	REACTIONS

DATE _____

CHEMO DRUG _____

DAY# _____ AFTER CHEMO # _____

TODAY I FEEL

_____
_____
_____
_____

EXERCISE   **FOOD & DRINK**   **SLEEP**

☐ ☐ ☐   ☐ ☐ ☐   ☐ ☐ ☐

GRATITUDE

NOTES

_____
_____
_____
_____
_____
_____
_____
_____
_____
_____
_____

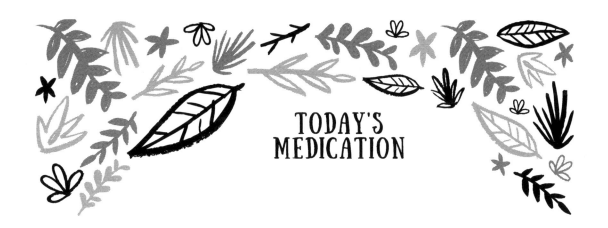

TODAY'S MEDICATION

TIME	MEDICATION	DOSAGE	REACTIONS

DATE _____

CHEMO DRUG _____

DAY# _____ AFTER CHEMO # _____

TODAY I FEEL

_____

_____

_____

_____

EXERCISE   **FOOD & DRINK**   **SLEEP**

☐   ☐   ☐

☐   ☐   ☐

☐   ☐   ☐

GRATITUDE   ## NOTES

_____

_____

_____

_____

_____

_____

_____

_____

_____

_____

_____

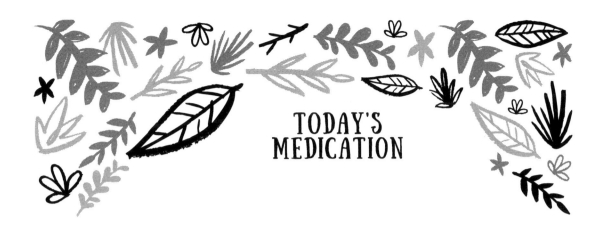

TODAY'S MEDICATION

TIME	MEDICATION	DOSAGE	REACTIONS

DATE _____

CHEMO DRUG _____

DAY# _____ AFTER CHEMO # _____

TODAY I FEEL

_____
_____
_____
_____

EXERCISE   **FOOD & DRINK**   **SLEEP**

☐   ☐   ☐

☐   ☐   ☐

☐   ☐   ☐

GRATITUDE

NOTES

_____
_____
_____
_____
_____
_____
_____
_____
_____
_____

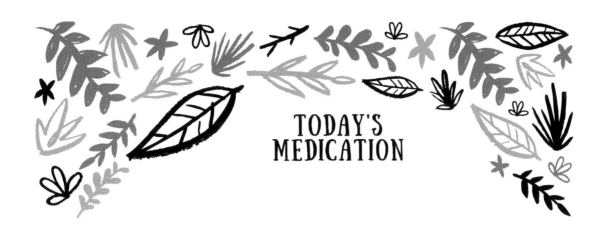

TODAY'S MEDICATION

TIME	MEDICATION	DOSAGE	REACTIONS

DATE _____

CHEMO DRUG _____

DAY# _____ AFTER CHEMO # _____

TODAY I FEEL

_____
_____
_____
_____

EXERCISE
☐
☐
☐

FOOD & DRINK
☐
☐
☐

SLEEP
☐
☐
☐

GRATITUDE

NOTES

_____
_____
_____
_____
_____
_____
_____
_____
_____
_____
_____

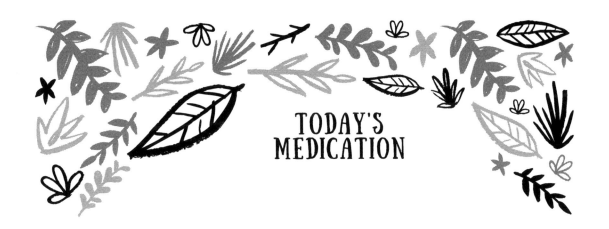

TODAY'S MEDICATION

TIME	MEDICATION	DOSAGE	REACTIONS

DATE _____

CHEMO DRUG _____

DAY# _____ AFTER CHEMO # _____

TODAY I FEEL

_____

_____

_____

_____

EXERCISE   **FOOD & DRINK**   **SLEEP**

☐   ☐   ☐

☐   ☐   ☐

☐   ☐   ☐

GRATITUDE

NOTES

_____

_____

_____

_____

_____

_____

_____

_____

_____

_____

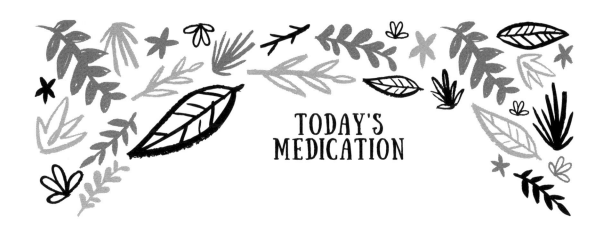

TODAY'S MEDICATION

TIME	MEDICATION	DOSAGE	REACTIONS

DATE _____

CHEMO DRUG _____

DAY# _____ AFTER CHEMO # _____

TODAY I FEEL

_____
_____
_____
_____

EXERCISE **FOOD & DRINK** **SLEEP**

☐ ☐ ☐

☐ ☐ ☐

☐ ☐ ☐

GRATITUDE

NOTES

_____
_____
_____
_____
_____
_____
_____
_____
_____
_____
_____

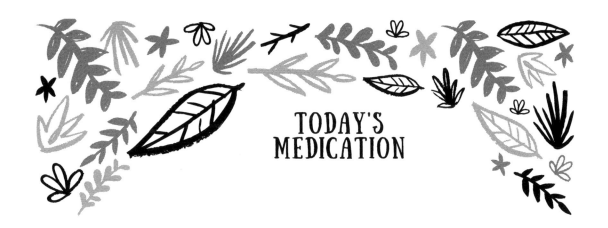

TODAY'S MEDICATION

TIME	MEDICATION	DOSAGE	REACTIONS

DATE _____

CHEMO DRUG _____

DAY# _____ AFTER CHEMO # _____

TODAY I FEEL

_____
_____
_____
_____

EXERCISE   **FOOD & DRINK**   **SLEEP**

☐   ☐   ☐

☐   ☐   ☐

☐   ☐   ☐

GRATITUDE

NOTES

_____
_____
_____
_____
_____
_____
_____
_____
_____

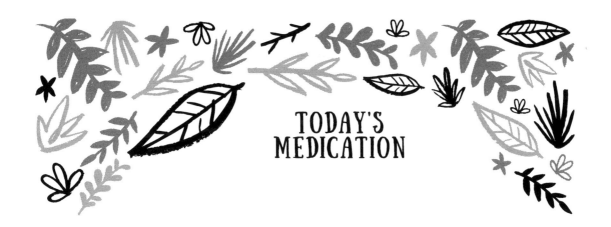

TODAY'S MEDICATION

TIME	MEDICATION	DOSAGE	REACTIONS

DATE _____

CHEMO DRUG _____

DAY# _____ AFTER CHEMO # _____

TODAY I FEEL

_____

_____

_____

_____

EXERCISE   **FOOD & DRINK**   **SLEEP**

☐   ☐   ☐

☐   ☐   ☐

☐   ☐   ☐

GRATITUDE

NOTES

_____

_____

_____

_____

_____

_____

_____

_____

_____

_____

_____

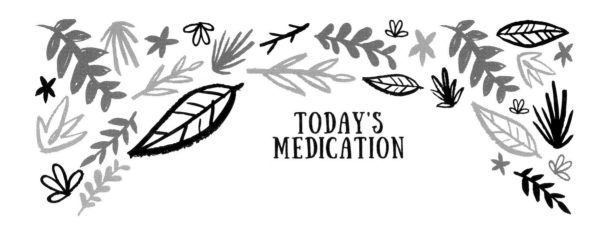

TODAY'S MEDICATION

TIME	MEDICATION	DOSAGE	REACTIONS

DATE _____
CHEMO DRUG _____
DAY# _____ AFTER CHEMO # _____

TODAY I FEEL

_____
_____
_____
_____

EXERCISE **FOOD & DRINK** **SLEEP**

☐ ☐ ☐

☐ ☐ ☐

☐ ☐ ☐

GRATITUDE

◯◯◯◯◯◯

NOTES

_____
_____
_____
_____
_____
_____
_____
_____
_____
_____
_____

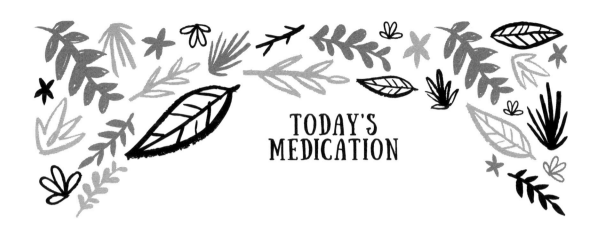

TODAY'S MEDICATION

TIME	MEDICATION	DOSAGE	REACTIONS

DATE _____

CHEMO DRUG _____

DAY# _____ AFTER CHEMO # _____

TODAY I FEEL

_____
_____
_____
_____

EXERCISE   **FOOD & DRINK**   **SLEEP**

☐   ☐   ☐

☐   ☐   ☐

☐   ☐   ☐

GRATITUDE

NOTES

_____
_____
_____
_____
_____
_____
_____
_____
_____
_____

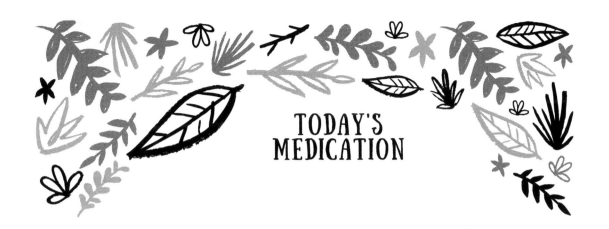

TODAY'S MEDICATION

TIME	MEDICATION	DOSAGE	REACTIONS

DATE _____

CHEMO DRUG _____

DAY# _____ AFTER CHEMO # _____

TODAY I FEEL

_____
_____
_____
_____

EXERCISE   **FOOD & DRINK**   **SLEEP**

☐   ☐   ☐

☐   ☐   ☐

☐   ☐   ☐

GRATITUDE

NOTES

_____
_____
_____
_____
_____
_____
_____
_____
_____

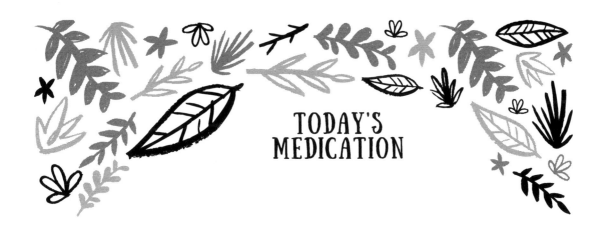

TODAY'S MEDICATION

TIME	MEDICATION	DOSAGE	REACTIONS

DATE _____

CHEMO DRUG _____

DAY# _____ AFTER CHEMO # _____

TODAY I FEEL

_____
_____
_____
_____

EXERCISE

☐
☐
☐

FOOD & DRINK

☐
☐
☐

SLEEP

☐
☐
☐

GRATITUDE

NOTES

_____
_____
_____
_____
_____
_____
_____
_____
_____
_____

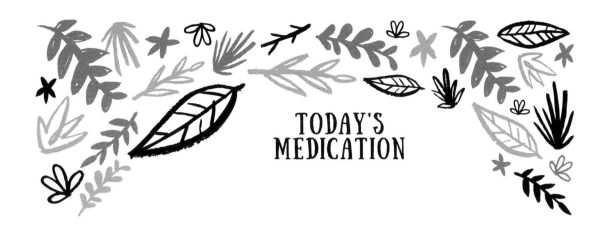

TODAY'S MEDICATION

TIME	MEDICATION	DOSAGE	REACTIONS

DATE _____
CHEMO DRUG _____
DAY# _____ AFTER CHEMO # _____

TODAY I FEEL

_____
_____
_____
_____

EXERCISE
☐
☐
☐

FOOD & DRINK
☐
☐
☐

SLEEP
☐
☐
☐

GRATITUDE

NOTES
_____
_____
_____
_____
_____
_____
_____
_____
_____
_____

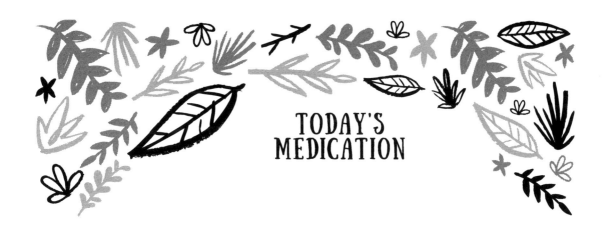

TODAY'S MEDICATION

TIME	MEDICATION	DOSAGE	REACTIONS

DATE _____

CHEMO DRUG _____

DAY# _____ AFTER CHEMO # _____

TODAY I FEEL

_____
_____
_____
_____

EXERCISE **FOOD & DRINK** **SLEEP**

☐ ☐ ☐

☐ ☐ ☐

☐ ☐ ☐

GRATITUDE

NOTES

_____
_____
_____
_____
_____
_____
_____
_____
_____
_____

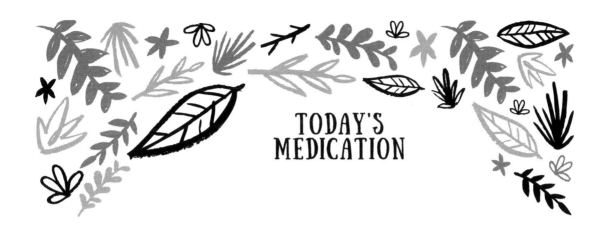

TODAY'S MEDICATION

TIME	MEDICATION	DOSAGE	REACTIONS

Made in the USA
Las Vegas, NV
01 November 2023

80031117R00057